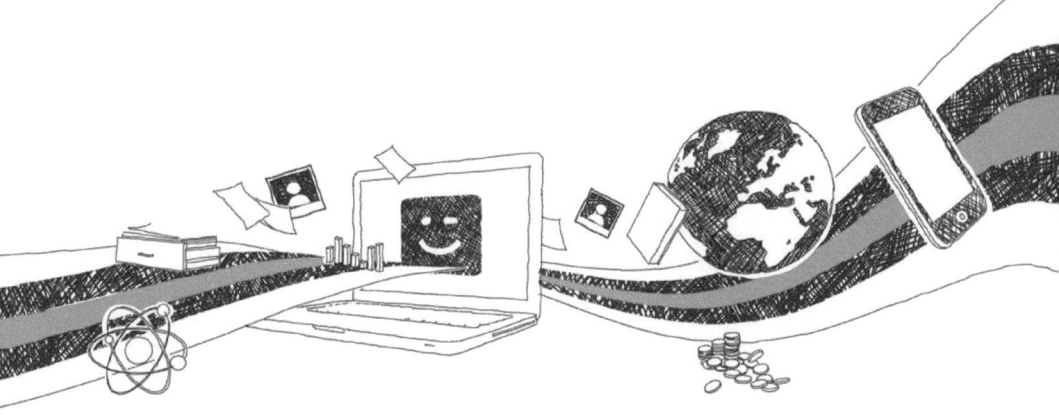
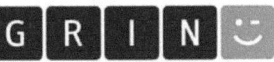

**Bibliografische Information der Deutschen Nationalbibliothek:**

Die Deutsche Bibliothek verzeichnet diese Publikation in der Deutschen National-
bibliografie; detaillierte bibliografische Daten sind im Internet über http://dnb.d-
nb.de/ abrufbar.

**Impressum:**

Copyright © 2018 GRIN Verlag
Druck und Bindung: Books on Demand GmbH, Norderstedt Germany
ISBN: 9783668952096

**Dieses Buch bei GRIN:**

https://www.grin.com/document/464727

Reinhold Klein

# Wie kann man Menschen mit Depressionen angemessen begleiten? Die Sicht einer gerontopsychiatrischen Fachkraft

GRIN Verlag

**GRIN - Your knowledge has value**

Der GRIN Verlag publiziert seit 1998 wissenschaftliche Arbeiten von Studenten, Hochschullehrern und anderen Akademikern als eBook und gedrucktes Buch. Die Verlagswebsite www.grin.com ist die ideale Plattform zur Veröffentlichung von Hausarbeiten, Abschlussarbeiten, wissenschaftlichen Aufsätzen, Dissertationen und Fachbüchern.

**Besuchen Sie uns im Internet:**

http://www.grin.com/

http://www.facebook.com/grincom

http://www.twitter.com/grin_com

Diakonisches Institut für soziale Berufe
Stuttgart

Weiterbildung: Geronto Stgt. 17
Abgabedatum: 26.02.2018

# Begleitung von Menschen mit Depression
## aus Sicht einer Gerontopsychiatrischen Fachkraft

Reinhold Klein

# Inhalt

# Facharbeit: Begleitung von Menschen mit Depression aus gerontopsychiatrischer Sicht

## Einleitung

Mein Name ist Reinhold Klein und ich arbeite seit Mai 2016 im Fürst-Ludwig-Haus (FLH) in Kirchberg an der Jagst auf dem Wohnbereich für gerontopsychiatrisch veränderte Menschen. Die Einrichtung mit bis zu 63 Heimplätzen befindet sich in der Altstadt Kirchbergs in unmittelbarer Nähe vom Schloss.

Zu Beginn möchte ich erwähnen, dass ich mich bei meiner Facharbeit nicht auf ein bestimmtes Geschlecht festlege oder wie heute üblich die Form mit dem großen "I" wähle, was wie ich finde, bei den LeserInnen den Lesefluss stört. Darum werde ich abwechselnd die weibliche, männliche oder neutrale Form wählen, so wie es gerade gut passt und sich flüssig schreiben und lesen lässt. Damit gehen wir zu der eigentlichen Einleitung über.

Das Thema Depressionen begleitet mich seit vielen Jahren. Vor etwa 7 Jahren betreuten wir eine Bewohnerin, die an Depressionen litt. Ich hatte damals den Eindruck, dass sie nicht richtig begleitet wurde. Auch in meinem privaten Umfeld, gibt es Menschen mit Depressionen.

Diese Faktoren beeinflussten die Wahl für mein Thema. Im Rahmen der Facharbeit, bei meiner Recherche, wollte ich mehr zu der Entstehung, dem Verlauf und der Therapie von Depressionen erfahren. Anfang Januar 2018 zog eine ältere Dame auf unserem Wohnbereich ein. Die Dame wirkte anfänglich verwirrt. Nach wenigen Wochen ließ zunehmend die Motivation nach, aufzustehen und zu Essen und zu Trinken. Tod und Sterben waren immer Thema bei ihr. Lebensbilanzmüdigkeit oder doch Depression?

Depressionen zählen zu den häufigsten affektiven Störungen. Im Laufe des Lebens und besonders im Alter müssen Verluste bewältigt und Krisen überwunden werden. Diese und andere Ursachen führen bei 5,2 Prozent[1] der Menschen in Deutschland zu Depressionen. Die Erkrankung ist nicht nur für den Betroffenen sondern auch für sein Umfeld sehr belastend. Angehörige und Pflegende sollten Bewältigungsstrategien kennen und anwenden um mit diesen Belastungen gut umgehen zu können.

Depressiv Erkrankte ziehen sich häufig zurück, wirken teilnahmslos, klagen über Schmerzen, Konzentrationsstörungen Müdigkeit und Schlafstörungen. Sie grübeln ständig, machen sich Selbstvorwürfe und fühlen sich wertlos. Alte Menschen mit schweren Depressionen können zudem den Eindruck erwecken an Demenz erkrankt zu sein.

Es gibt Instrumente und Beobachtungskriterien, welche Hinweise auf eine bestehende Depression geben. Hausärzte sind auf die Beobachtungen und Hinweise der Pflegenden angewiesen um die Diagnose Depression zu stellen und die entsprechende Medikation und Therapien zu verordnen.

---

[1] (aerzteblatt.de 2017)

---

Einen geeigneten Therapeuten zu finden, zu dem man Vertrauen aufbauen kann, der in der Region seine Praxis hat und Hausbesuche macht, ist selbst für jüngere und erwachsene Erkrankte schwer. Der alte Mensch im Pflegeheim erhält zwar nach Diagnosestellung die medikamentöse Therapie, jedoch die Psychotherapie, die ihm ebenso zusteht und auch im hohen Alter wirksam ist findet nicht oder kaum Anwendung. Woran liegt das?

Was können Pflegekräfte tun, um diesen Mangel zu kompensieren?

Aktuell werden die Heimbewohner im FLH lediglich von den Hausärzten betreut. Eine psychiatrische Betreuung durch einen Facharzt findet zurzeit nicht statt. Die wenigen Fachärzte in der Region sind ausgelastet und können keine Hausbesuche anbieten.

Bei der Recherche für die Facharbeit, fand ich viele Antworten auf meine Fragen und weitere Fragen tauchten auf.

Die dringendste Frage, die mich seit Jahren begleitet: Gewähren oder fordern?

Ich habe erkannt, dass eine Depression nicht gleich eine Depression ist. Es gibt mehrere Formen von Depressionen sowie Ursachen und Gründe warum ein Mensch an Depressionen erkranken kann. Ebenso viele Behandlungsformen und Ansätze gibt es um einen Erkrankten zu begleiten.

Was ist für welchen Menschen am besten geeignet. Da wir letztendlich alle gleich und doch verschieden sind, möchte ich hier die verschiedenen Methoden aufzeigen.

---

# 1 Depression

„Eine Depression ist eine weit verbreitete psychische Störung, die durch Traurigkeit, Interesselosigkeit und Verlust an Genussfähigkeit, Schuldgefühle und geringes Selbstwertgefühl, Schlafstörungen, Appetitlosigkeit, Müdigkeit und Konzentrationsschwächen gekennzeichnet sein kann. Sie kann über längere Zeit oder wiederkehrend auftreten und die Fähigkeit einer Person zu arbeiten, zu lernen oder einfach zu leben beeinträchtigen. Im schlimmsten Fall kann eine Depression zum Suizid führen. Milde Formen können ohne Medikamente behandelt werden, mittlere bis schwere Fälle müssen jedoch medikamentös bzw. durch professionelle Gesprächstherapie behandelt werden. Für eine verlässliche Diagnose und Therapie im Rahmen der primären Gesundheitsversorgung sind keine Spezialisten erforderlich. Die spezialisierte Versorgung ist allerdings für eine kleine Gruppe der Menschen mit komplizierten Depressionen oder für diejenigen erforderlich, die nicht auf die Behandlungen der primären Gesundheitsversorgung ansprechen. Depressionen setzen oft in einem jungen Alter ein. Sie betreffen häufiger Frauen als Männer und Arbeitslose sind ebenfalls stärker gefährdet." [2]

Die Wahrscheinlichkeit im Laufe des Lebens an einer Depression zu erkranken liegt bei Männern bei 12 Prozent und bei Frauen bei 26 Prozent.[3] Männer erkranken nicht zwangsläufig seltener an einer Depression, vielmehr wird vermutet, dass eine Depression bei Männern seltener erkannt wird.[4] Für diese These spricht, dass dreimal mehr Männer einen Suizid begehen. Sehr oft liegt hier eine Depression zu Grunde. Bei Männern äußern sich depressive Symptome anders und sie gehen anders mit ihnen um. Männer verarbeiten häufig emotionale Probleme über externalistische Strategien. Verhalten wie Aggression, Wut, riskantes Verhalten oder verstärkten Suchtmittelkonsum können bei einem Mann auf eine Depression hinweisen. Zudem gehen Männer seltener zum Arzt als Frauen.

## 1.1 Altersdepression

Die Altersdepression unterscheidet sich in ihren Symptomen nicht wesentlich von der Depression von Erwachsenen. Dennoch sollte man hier differenzieren.

Menschen die heute in Deutschland geboren werden, haben eine durchschnittliche Lebenserwartung von 78,4 Jahren (Männer) und 83,4 Jahren (Frauen). Die Lebenserwartung wird bis 2060 um vermutlich fünf bis sechs Jahre ansteigen.[5] Diese Entwicklung ist zwar erfreulich, hat aber auch ihren Preis. Mit der steigenden Lebenserwartung steigt auch das Risiko alterstypische Erkrankungen zu erleiden.

„Depressive Beschwerden sind mit etwa 25 Prozent Prävalenz eindeutig die häufigste psychische Symptomatik in der älteren Bevölkerung. Dabei dominieren oft

---

[2] (Weltgesundheitsorganistation 2012)
[3] (Hautzinger 2016, 23)
[4] (Großmann 2017)
[5] (statista 2017)

weniger klare Störungsbilder mit subklinischer bzw. wechselnder Symptomatik, was jedoch unbedingt behandlungsbedürftig ist." [6]

Eine Altersdepression wird diagnostiziert, wenn diese erstmalig nach dem 60. bzw. 65. Lebensjahr auftritt.[7] Menschen die bereits depressive Episoden durchgestanden haben oder in jungen Jahren häufig krank waren, haben ein erhöhtes Risiko erneut an Depressionen zu erkranken.

Durch das Vorhandensein von anderen körperlichen Erkrankungen kann die Diagnosestellung im Alter erschwert sein. Weitere körperliche Symptome, die zur Depression gehören, werden eher dem normalen Alterungsprozess zugeschoben. Hier werden dann nur die körperlichen Symptome behandelt, die Depression jedoch bleibt unbehandelt und kann sich chronifizieren.

Eine schwere Depression im Alter kann mit einer Demenz verwechselt werden, da die Symptome ähnlich sein können. Die Gefahr besteht darin, dass die Depression nicht erkannt und damit nicht behandelt wird. Der depressive Mensch denkt er sei dement und verhält sich entsprechend.

Auch eine mittelgradige depressive Episode kann unter Umständen nicht erkannt werden, wenn der Eindruck entsteht, dass der alte Mensch lebensbilanzmüde sei und sich aufgegeben hat.

## 1.2 Klinischer Verlauf

Depressionen gehören laut ICD10-Klassifizierungen als depressive Episode zu den affektiven Störungen. Sie werden in drei Bezeichnungen eingeteilt. Zur Diagnosebestimmung werden genaue Kriterien herangezogen. Es wird zwischen Kern- und Zusatzsymptomen unterscheiden.

**Kernsymptome:** Traurigkeit, Interessen- und Freudverlust, Antriebslosigkeit

**Zusatzsymptome:** Vermindertes Selbstwertgefühl, Schuldgefühle, Gedanken an den Tod, Pessimistische Zukunftsperspektive, Schlafprobleme, Appetitverlust, Konzentrationsprobleme.

**Weitere körperliche Symptome:** Schlaflosigkeit, Müdigkeit, Nachlassen der Libido, Schmerzen (Kopf, Rücken, Gelenk, Muskeln), Herzschmerzen, Verdauungsprobleme, Kreislaufprobleme, Atemnot

Die Zahl der vorliegenden Symptome entscheidet über den Schweregrad der Depressionen. Die Symptome müssen mindestens 2 Wochen anhalten.

**F32.0 Leichte depressive Episode** *2 Kernsymptome + 2 Zusatzsymptome* Die Symptome können belastend sein, jedoch kann der Erkrankte oft weiterhin den Alltagsaufgaben nachkommen.

---

[6] (Hautzinger 2016, 24)
[7] (Faust, Depressionen im höheren Lebensalter 2016)

---

**F32.1 Mittelgradige depressive Episode** *2 Kernsymptome + 3-4 Zusatzsymptome*
Die Symptome werden als sehr belastend empfunden. Alltägliche Aufgaben können
nur mit sehr viel Mühe bewältigt werden.

**F32.2 Schwere depressive Episode** *3 Kernsymptome + >4 Zusatzsymptome*
Der Erkrankte leidet unter den Symptomen erheblich, Die Bewältigung des Alltags ist
kaum möglich. Zudem kann Lebensgefahr aufgrund Suizidgedanken bestehen.

Unbehandelt kann eine depressive Episode von Wochen, Monate oder gar Jahre
andauern und sich chronifizieren. Chronisch verlaufende Depressionen haben oft
eine Dauer ab 2 Jahre.


## 1.3   Ursache und Entstehung von Depressionen

Die Ursachen von Depressionen sind bis heute nicht abschließend geklärt. Es wird
von einem Zusammenspiel von verschiedenen auslösenden und begünstigenden
Faktoren ausgegangen. Seelische und psychosoziale Belastungen spielen ebenso
eine Rolle wie genetische Veranlagung, Mangelernährung und biochemische
Vorgänge im Zentralnervensystem.

Depressionen im Alter sind umso wahrscheinlicher, wenn der alte Mensch schon
früher unter Depressionen gelitten hat, oder in jungen Jahren häufig krank war.
Körperliche Einschränkungen, chronische Erkrankungen, bestimmte Arzneimittel,
eine kürzlich zurückliegende Operation bzw. Krankenhausaufenthalt erhöhen das
Depressionsrisiko.

Ältere Menschen, mit wenigen Interessen, geringer Anpassungsfähigkeit, Verlust von
Ressourcen haben ein erhöhtes Risiko für Depressionen.

Auch überfürsorgliche Pflege von Angehörigen und Pflegenden tragen dazu bei,
dass zu Pflegende abhängig und hilflos gemacht werden. Dies führt zu einer
Minderung des Selbstwertgefühls und trägt bei der Entstehung einer Depression bei.
Der Pflegende ist sich dessen nicht bewusst, denn es ist ja gut gemeint.

Nachfolgend werden Faktoren aufgelistet, die nachweislich an der Entstehung von
Depressionen beteiligt sind.

**Biochemische Veränderungen im Gehirn:** Die Konzentration von Serotonin,
Noradrenalin und Dopamin sind bei einer Depression herabgesenkt. Durch dieses
Ungleichgewicht an Botenstoffen, ist die Kommunikation zwischen den einzelnen
Nervenzellen im Gehirn gestört. Da nicht ausreichend Signale von Nervenzelle zu
Nervenzelle weitergeleitet werden, sind davon die Hirnbereiche die für die
Verarbeitung von Gefühlen und dem Schlaf-Wach-Rhythmus betroffen.
Schwankungen im Bio-Rhythmus haben starke Auswirkungen auf die physische
Gesundheit.

**Genetische Faktoren:** Waren bereits die Eltern an Depressionen erkrankt, so gilt es heute als gesichert, dass deren Kinder ein erhöhtes Risiko haben, an einer affektiven Störung zu erkranken.[8] Das Risiko zu erkranken kann um das Dreifache erhöht sein.

Dies wird auch belegt durch sogenannte Adoptivstudien. Hier wird ermittelt wie hoch die Wahrscheinlichkeit ist, dass ein Mensch an Depressionen erkrankt, wenn entweder die leiblichen Eltern oder Adoptiveltern an Depressionen erkrankt sind. Die wenigen vorhandenen Studien sprechen eher dafür, dass das Risiko zu erkranken höher ist, wenn die leiblichen Eltern bereits erkrankt waren.

Da bisher noch kein Depressionsgen gefunden wurde, wird davon ausgegangen, dass mehrere Gene beteiligt sind, die untereinander und mit Umweltfaktoren agieren.

Psychische Belastungen lösen dann eine depressive Episode aus, wenn eine bestimmte Vulnerabilität vorliegt.

**Vitamin und Mineralstoffmangel:** Ein Mangel an Vitaminen und Mineralstoffen können eine Depression begünstigen. Bekannt sind hier Zink, Jod, Lithium, Niacin, Magnesium, Pantothensäure, Vitamin B1, B2, B6 und B12, Biotin und Folsäure.[9]

**Biographische Faktoren:** Das Altern ist geprägt von Verlusterfahrungen. Verluste gehören zum Leben dazu. Nahestehende Personen sterben, Renteneintritt, Sinne und Fähigkeiten schwinden oder gehen verloren. Armut und Vereinsamung im Alter, sind auch heute noch ein Thema. Damit schwinden Coping Strategien, sodass der ältere Mensch nicht mehr so leicht kompensieren kann. Kritische Lebensereignisse können die Persönlichkeit des alternden Menschen so schädigen, dass weitere Verluste als bedrohlich empfunden werden und nicht mehr verkraftet werden. Es kommt durch langanhaltenden Stress zu einer dauerhaften Cortisonerhöhung welche die Depression begünstigt.

**Depression als Folge einer Heimunterbringung:** Eine Heimunterbringung wird häufig durch eine Vielzahl an Verlusten begleitet, die dem alten Menschen zu schaffen machen. Der Großteil der alten Menschen im Pflegeheim ist pflegebedürftig, das bedeutet, dass Ressourcen verloren gegangen sind. Durch geregelte Tagesabläufe kann Selbstbestimmung und Privatheit verloren gehen.

Manche sozialen Kontakte brechen weg, da die alten Nachbarn und Bekannte nicht die Möglichkeit oder Motivation haben den Pflegebedürftigen im Heim zu besuchen.

**Depressive Symptome als Nebenwirkung von Arzneimitteln:** Alte pflegebedürftige Menschen erhalten in der Regel mehr als drei, manchmal bis zu 12 unterschiedliche Präparate. Neben der erwünschten Wirkung zeigen diese auch unerwünschte Wirkungen und Wechselwirkungen. Es kommt auch vor, dass so Arzneimittel verordnet werden um Nebenwirkungen von anderen Arzneimitteln zu behandeln. Zeigt ein alter Mensch depressive Symptome, sollte im Zuge der Differentialdiagnose, die Medikamentenliste kritisch betrachtet werden. Es reicht oftmals, wenn die Dosis des entsprechenden Arzneimittels reduziert oder auf einen anderen Wirkstoff umgestellt wird. Die depressiven Symptome können durch diese

---

[8] (Wittchen, et al. 2010, 15)
[9] (Winkler 2000)

---

Maßnahme verschwinden. Nachfolgend sind Arzneimittel aufgelistet, die erwiesenermaßen Depressionen begünstigen, da sie Einfluss auf den Neurotransmitterstoffwechsel haben. In Zusammenarbeit mit der Apotheke können Wechselwirkungen erkannt werden. Die häufig verordneten Präparate sind nach Anwendungsbereichen gelistet. Diese Liste ist nicht vollständig, sondern beinhaltet hauptsächlich Arzneimittel welche Heimbewohner häufig verordnet bekommen.

- Herz und Kreislauf: Beta und Alpha-Blocker können Depressionen auslösen durch die Wirkung auf das ZNS oder durch den gesenkten Blutdruck

- Hormone u.ä.: Kortikoide können Depressionen auslösen, besonders nach längerer Einnahme oder hoher Dosis.

- Thyreostatika: bewirken eine geringere Freisetzung von Schilddrüsenhormonen und damit häufig eine reaktive Depression, da die antriebssteigernde Wirkung des Hormons fehlt.

- Antibiotika: können zu Depressionen führen. Da diese jedoch nur für einen geringen Zeitraum gegeben werden, ist diese Nebenwirkung zu vernachlässigen.

- Zytostatika: sind Mittel die bei Krebserkrankungen im Rahmen der Chemotherapie eingesetzt werden.

- NSAR: fast alle Antirheumatika und Analgetika können je nach Dosis und Einnahmedauer psychische Störungen und damit auch Depressionen auslösen.

- Neuroleptika: können bei Menschen mit Schizophrenie eine Verschlechterung der Stimmung verursachen. Haldol gilt hier als besonders problematisch.

- Antidepressiva können depressive Symptome verstärken, Diese wirken stark auf den Neurotransmitterstoffwechsel. Die antriebssteigernde Wirkung setzt recht zeitnah nach der ersten Einnahme ein, die antidepressive Wirkung erst nach 2 Wochen, bei alten Menschen kann es bis zu 4 Wochen dauern. Hier gilt besondere Vorsicht, wenn während der Depression suizidale Gedanken geäußert werden. Antidepressiva sollten nach dem Abklingen der Symptome weiter eingenommen werden, da ansonsten die Symptome erneut auftreten können. Diese sollten nicht ohne Rücksprache mit dem Arzt und selbständig abgesetzt werden. Manche Patienten haben Angst vor einer Abhängigkeit.

- Stimulanzien: wirken anregend auf die Körperfunktionen und das Nervensystem, diese lösen nach dem Absetzen sehr oft Depressionen aus. Manchmal sogar unmittelbar nach der Einnahme. Hier spricht man von einer paradoxen Wirkung.

- Anticholinergika: hemmen die Wirkung von Acetylcholin, dem Hauptüberträgerstoff des Parasympathikus und wirken damit auf das vegetative Nervensystem. Sie lösen daher potenziell Depressionen aus.

---

- Parkinsonmittel: wirken auf den Dopaminhaushalt und können auch die anderen Glückshormone Serotonin und Noradrenalin aus dem Gleichgewicht bringen. Diese wirken auf die Psyche und können damit auch depressive Symptome zeigen.

- Opiate: bewirken neben der schmerzlindernden Wirkung eine Euphorisierung, bei manchen jedoch auch das Gegenteil.

- Insuline: wirken auf den Blutzuckerspiegel. Wenn dieser stark schwankt, löst dies Stimmungsschwankungen aus.

**Depressive Symptome im Rahmen einer Alkohol/Drogenabhängigkeit:** Unter Einwirkung von Alkohol oder Drogen können sich depressive Symptome zeigen, da der Überträgerstoffwechsel gestört ist und der soziale Druck auf den Süchtigen erhöht ist. Die Symptome klingen allerdings nach wenigen Tagen ab, sobald der Konsum eingestellt wird.

**Depressive Syndrome als Folge einer körperlichen Erkrankung:** Es ist sehr wahrscheinlich, im Laufe des Lebens, bei der hohen Lebenserwartung, eine Verschlusskrankheit, eine Durchblutungsstörung, einen Herzinfarkt oder einen Schlaganfall zu erleiden. Eine Parkinson-Erkrankung wirkt sich durch den veränderten Dopamin-Spiegel auch auf die anderen Botenstoffe aus. Diese geraten aus dem Gleichgewicht. Diese Erkrankungen begünstigen auch eine Depression im Alter.

**Depression als Helfer:** Das soziale Umfeld des alten Menschen besteht häufig aus Familie, Freunden, Nachbarn, Bekannten sowie Mitarbeitern (Pflegende) des Alten- und Pflegeheims. Von diesen wird der ältere Mensch versorgt und unterstützt. Man geht davon aus, dass jedes Verhalten in einem bestimmten Zusammenhang Sinn macht. In der systemischen Betrachtungsweise, sucht man den Zusammenhang der zu dem auffälligen Verhalten führt. Hier bei der Depression wird angenommen, dass es sich um ein Muster handelt und nicht etwa um eine Erkrankung. Das bedeutet, dass die depressive Episode, das depressive Verhalten, aus gutem Grund stattfindet. Diesen Grund und auch die Rolle der Depression gilt es herauszufinden.[10] [11]

Das kann unter Umständen bedeuten, dass die Depression da ist, damit sich nahestehende Personen mehr um den „Erkrankten" kümmern.

**Depression oder Demenz:**[12]

Eine schwere depressive Episode im Alter kann ein ähnliches Erscheinungsbild zeigen wie eine Demenz. Der Serotoninmangel führt dazu, dass Gedächtnisinhalte schlechter in das Langzeitgedächtnis aufgenommen werden. Diese Gedächtnislücken führen beim alten Menschen und den Pflegenden zum Verdacht

---

[10] (Johannsen und Fischer-Johannsen 2007)
[11] (Salomon 2001)
[12] (Grond 1993, 18)

einer Demenz. Besteht beim Betroffenen die Angst eine Demenz zu haben, verstärkt dies die Depression. Die Folge sind mehr Gedächtnislücken.[13]

| | Depressive Störung | Beginnende Demenz |
|---|---|---|
| Beginn | Depressive Episoden in der Vorgeschichte Klar abgegrenzt Zuerst depressiv | Allmählich Zuerst kognitiv gestört |
| Geistige Leistung | vergesslich, klagt massiv, grübelt, schildert detailliert, leidet unter Vergesslichkeit, betont Versagen | Bagatellisiert, verleugnet, schildert vage, verarmt, unaufmerksam, unkonzentriert, verbirgt, überspielt Versagen |
| Orientierung | Klar | Desorientiert |
| Sprache | Verlangsamt | Zerfällt zunehmend |
| Antwort | „Ich weiß nicht" | Fehlerhaft, redet vorbei |
| Stimmung | Stabil depressiv Selbstvorwürfe ängstlich hilflos | Schwankend, labil, beschuldigt andere |
| Wahnideen | Einfühlbar, Schuld-, Krankheitswahn | Unverständlich, Bestehlungswahn |
| Ängste | Versagensangst | Gering |
| Schlaf | Durchschlafstörung | Unruhe nimmt zu |
| Verhalten | Unsicher, gehemmt, bleibt unauffällig, sozial kompetent | Fordert, vernachlässigt sich, ungepflegt, wird sozial inkompetent |
| Prognose | Heilbar | Fortschreitend |

Tabelle 1 Unterschiede Depression und Demenz

Bei genauer Betrachtung lässt sich eine Depression von einer Demenz gut unterscheiden. Um eine Depression und Demenz erfolgreich abzugrenzen, ist eine genaue ärztliche und psychologische Untersuchung erforderlich. Pflegekräfte können genau beobachten und dies dokumentieren.

## 2 Beobachtung

Um die Befindlichkeit von zu Pflegenden einschätzen zu können, müssen Pflegende genau beobachten. Ein erster Verdacht entsteht, wenn der alte Mensch tägliche Aufgaben nicht mehr bewältigen kann oder schon morgens kleine Aufgaben wie Aufstehen und sich anziehen, wie ein unüberwindlicher Berg empfunden werden.

Eine Veränderung im Verhalten des alten Menschen kann beobachtet werden. Der Antrieb ist reduziert, er zeigt ein verändertes Schlafverhalten und Auffälligkeiten in der Stimmung. Das Essverhalten, die Verdauung und die Konzentration sind verändert. Gewichtsschwankungen sind zu beobachten. Interessen und die Selbstbewertung lassen nach.

---

[13] (Dürr 2017)

---

Bei gerontopsychiatrischen Patienten sollte ein besonderes Augenmerk auf die psychischen Grundfunktionen gelegt werden und bei Auffälligkeiten dokumentiert und an den Arzt weitergeleitet werden:

- Bewusstseinszustand

- Antrieb

- Affektivität

- Gedächtnis

- Denken

- Wahrnehmung

Zur Erkennung und Einteilung von Depressionen gibt es anerkannte Fragebögen. Zwei möchte ich hier kurz vorstellen.

Der Fragebogen „Inventar depressiver Symptome"[14] ist zwar sehr umfangreich, lässt sich jedoch innert 20 Minuten erheben. Dieser Fragebogen beinhaltet Fragen zur Selbst- und Fremdeinschätzung. Nach der Auswertung kann die Depression in Stadien eingeteilt werden.

Ein weiterer gängiger Fragebogen für geriatrische Patienten ist die Geriatrische Depressionsscala (GDS)[15]. Er beinhaltet ausschließlich Fragen zur Selbsteinschätzung. Bei der Auswertung kann eine Einschätzung zur Schwere der Depression gemacht werden.

Beide Fragebögen befinden sich im Anhang


## 2.1 Der Weg zur Diagnose

Bei älteren Menschen kann sich die depressive Symptomatik hinter körperlichen Symptomen verbergen. Die Patienten klagen über Ein- oder Durchschlafstörungen, kognitive Einbußen, Antriebsverlust, Rücken- oder Nackenschmerzen. Manchmal zeigen ältere Menschen auch eine Lebensbilanzmüdigkeit.

Es gilt die Symptome einer Depression zu kennen und zu erkennen. Dies ist Aufgabe aller Pflegenden um es dem behandelnden Arzt zu kommunizieren. Daher ist es notwendig, bei der Biographiearbeit auch frühere und schwere Erkrankungen in der Kindheit zu erfragen.

Die Fragebögen können genutzt werden um eine erste Einschätzung zu erhalten, ob eine Depression vorliegen könnte.

---

[14] (Meermann und Vandereycken 1991, 172-175)
[15] (DocCheck 2014)

---

## 2.2 Situation in der Gerontopsychiatrie

Alte Menschen mit Depressionen bringen oft eine Vielzahl an anderen Erkrankungen mit. Eine bestehende Depression kann sich hinter körperlichen Symptomen verstecken. Durch diese Multimorbidität des alten Menschen, werden vom behandelnden Arzt körperliche Gebrechen erkannt und den körperlichen Symptomen zugeordnet. Die eigentliche Depression bleibt unentdeckt und unbehandelt.

Pflegende sind näher am Erkrankten, kennen Vorlieben und Abneigungen, wissen von Mitteln, die nebenbei eingenommen werden und kennen die gesamte Medikation und Bedarfsmedikation. Sie bauen eine Bindung zum alten Menschen auf und es entsteht eine Basis des Vertrauens.


## 2.3 Therapie und Begleitung

Die Therapie depressiv erkrankter Menschen stützt sich auf drei Säulen.

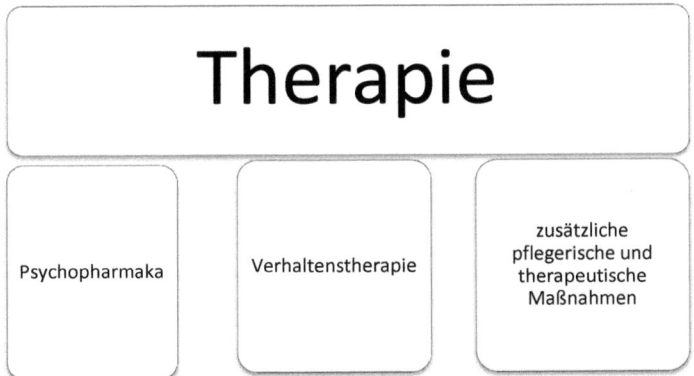

Bild 3 Die drei Säulen der Therapie Depressiver

Die Behandlung von depressiv Erkrankten sollte individuell abgestimmt werden um die besten Ergebnisse zu erzielen.


## 2.3.1 Medikamentöse Therapie

Die Gesellschaft für Psychiatrie und Psychotherapie, Psychosomatik und Nervenheilkunde empfiehlt Antidepressiva (AD) erst bei mittleren und schweren Depressionen zu verschreiben. Bei leichten Depressionen sind Psychotherapie und zusätzliche pflegerische und therapeutische Maßnahmen zu bevorzugen.

AD werden in verschiedene Stoffgruppen eingeteilt.

- Trizyklische AD haben ein sehr breites pharmakologisches Wirkspektrum. Sie hemmen die Wiederaufnahme von Serotonin, Noradrenalin und/oder Dopamin aus dem synaptischen Spalt. Mögliche Nebenwirkungen sind Sedierung, Blutdruckabfall, Tachykardie, Rhytmusstörungen, Verstopfung, Mundtrockenheit, verschwommenes Sehen, Gedächtnisstörung, Delir, Verwirrtheit, Unruhe, Tremor. Aufgrund der hohen Nebenwirkungen sollten ältere Menschen Präparate aus den anderen Wirkstoffgruppen erhalten.

- Tetrazyklische AD: wirken ähnlich wie die trizyklischen AD, beeinflussen den Noradrenalinstoffwechsel jedoch stärker.

- Selektive Serotonin-Wiederaufnahme-Hemmer (SSRI) hemmen selektiv die Wiederaufnahme von Serotonin. Sie wirken eher aktivierend. Mögliche Nebenwirkungen sind Übelkeit und Erbrechen

- Serotonin-Noradrenalin-Wiederaufnahme-Hemmer (SNRI) hemmen die Wiederaufnahme von Serotonin und Noradrenalin

- Noradrenalin-Dopamin-Wiederaufnahme-Hemmer (NDRI)

- Noradrenalin-Wiederaufnahme-Hemmer (NARI)

- Monoaminooxidase-Hemmer (MAO-Hemmer) hemmen den Abbau von Noradrenalin und Serotonin

Typische Nebenwirkungen von AD sind: Mundtrockenheit, Orthostatische Hypotonie, Schwindel, vermehrtes Schwitzen, Obstipation, Miktionsstörungen bis hin zum Harnverhalt, Herabsetzung von Libido und Potenz, Mydriasis und Akkomodationsstörungen, Verlangsamung der Erregungsüberleitung am Herzen, feinschlägiger Tremor, Gewichtszunahme. Seltener kann es zu Krampfanfällen, Deliranten Syndromen, Veränderungen des weißen Blutbildes und Kardiomyopathien kommen.

AD sind ein gängiges Mittel zur Behandlung depressiver Symptome. AD haben bei jungen Depressiven einen Wirkeintritt von bis zu 2 Wochen. Bei älteren Depressiven kann der Wirkeintritt bis zu 4 Wochen dauern. Hierbei sollte der veränderte Stoffwechsel im Alter beachtet werden. Die Resorption und der Abbau der Arzneimittel sind verlangsamt. Eine normale Erwachsenendosis kann bei Älteren schnell zur Überdosis führen, deshalb, sollte mit etwa ein Drittel der Erwachsenendosis begonnen werden und auf die Hälfte der Erwachsenendosis eingeschlichen werden.[16] So können auch Nebenwirkungen gering gehalten werden.

Pflegende sollten die Nebenwirkungen und Wechselwirkungen kennen um diese frühzeitig zu erkennen und an den Arzt mitzuteilen. So kann entweder die Dosis reduziert werden, oder auf ein anderes Medikament umgestellt werden.

Mit Vorsicht sollten AD verordnet werden, wenn Schäden an Leber und Herz, eine Prostatahyperplasie, ein Engwinkelglaukom oder Psychosen vorliegen.

---

[16] (Grond 1993, 73)

AD werden durch Antacida, Butazolidin und Nikotin in ihrer Wirkung abgeschwächt. Blutdrucksenker, Tranquilizer, Barbiturate, Antihistaminika und Alkohol schwächen die Wirkung ab, verstärken jedoch die sedierende Wirkung der AD. AD werden in ihrer Wirkung durch Antiparkinsonmittel, Atropin und Spasmolytika verstärkt. Es besteht die Gefahr eines Delirs oder einer Blasen- oder Darmatonie. Im Zusammenspiel mit Antikoagulantien, kann es zur Blutungsneigung kommen.

Wenn die Stimmung nach vier bis sechs Wochen sich nicht gebessert hat, sollte das AD gewechselt werden.

Bei leichten Depressionen können auch pflanzliche Mittel wie Johanniskraut verordnet werden. Die Nebenwirkungen hierbei sind geringer als bei anderen AD. Es sollte beachtet werden, dass während der Einnahme von Johanniskraut, die Haut lichtempfindlicher ist. Es besteht Sonnenbrandgefahr.


## 2.3.2 Psychotherapie

Psychotherapie ist ein wichtiger Baustein in der Behandlung depressiv Erkrankter. Auch bei depressiven alten Menschen zeigt die Behandlung gute Erfolge. Dennoch erhalten Menschen in Pflegeeinrichtungen, anders als in Kinder und Jugendheimen praktisch keine Psychotherapie.[17] Erkrankte im Erwachsenenalter warten auf eine ambulante Therapie bis zu 6 Monate oder länger.

Pflegende können diesen Mangel kompensieren. Spezielle Kenntnisse psychotherapeutischer Verfahren sind nicht zwingend notwendig, sondern eine therapeutische Grundhaltung.[18]

Pflegende können genau beobachten, erkennen depressive Symptome und nonverbale Signale. Durch die Biographiearbeit werden die vielfältigen Entstehungsbedingungen erkannt und verstanden. Pflegende sind empathisch, spielen aber kein Mitleid vor. Der Kranke wird mit seiner Erkrankung akzeptiert. Sie stellen keine Bedingungen und geben ihm die Möglichkeit sich selbst wieder zu akzeptieren. Sie bauen eine Beziehung zu dem Erkrankten auf, nehmen ihn als Individuum wahr und begleiten die Person durch die Erkrankung.


## 2.3.3 Zusätzliche therapeutische und pflegerische Maßnahmen

**Lichtangebote:**[19] Eine eher seltene Ausprägung der Depression ist die sogenannte Winterdepression. Die saisonal abhängige Depression tritt in der dunklen Jahreszeit auf und verschwindet im Frühjahr wieder. Menschen mit einer Winterdepression schlafen mehr, sind aber dennoch müde. Sie haben Heißhunger auf kohlehydratreiche Nahrungsmittel wie Süßigkeiten und Schokolade. Eine Gewichtszunahme ist zu beobachten.

---

[17] (Hausschild 2014)
[18] (Grond 1993, 59)
[19] (Janning 2016)

---

Die Lichtangebote werden vor allem bei einer leichten oder mittleren Winterdepression eingesetzt. Bei einer schweren Winterdepression kann sie zusätzlich zu Psychotherapie und Antidepressiva eingesetzt werden. Die Lichtangebote sollten mit dem behandelnden Arzt abgestimmt werden.

Zum Einsatz kommen spezielle Tageslichtlampen, die frei im Handel verfügbar sind. Das sehr helle Licht von bis zu 10000 Lux wird bis zu 2 Mal täglich etwa 30 Minuten lang konsumiert. Dabei muss der Erkrankte nicht still davor sitzen, sondern kann anderen Tätigkeiten nachgehen wie Frühstücken oder Zeitung lesen. Der Abstand zur Lampe sollte etwa 80 cm betragen.

Das Licht wird über die Netzhaut aufgenommen. Dabei entstehen körpereigene Hormone wie Melatonin und Serotonin. Es zeigt sich eine stimmungsaufhellende Wirkung. Diese Wirkung hält nicht dauerhaft an, kann aber über die dunkle Jahreszeit hinweghelfen. Bei einer Studie aus dem Jahr 2016 wurde festgestellt, dass auch Menschen mit Depressionen ohne jahreszeitlichen Bezug von den Lichtangeboten profitieren können.

Menschen deren Netzhaut sich schon einmal abgelöst hat, oder am grünen Star leiden, sollten die Lichtangebote nicht oder nur nach Absprache mit dem Augenarzt erhalten. Manche Medikamente wie Johanniskraut, bestimmte Antibiotika oder Psychopharmaka verstärken die Lichtempfindlichkeit der Haut.

**Person-zentrierter Ansatz (Tom Kitwood):** Im FLH arbeiten wir nach dem Pflegekonzept von Tom Kitwood. Diese Theorie ist überwiegend an Demenzerkrankten ausgerichtet, kann aber auch bei psychisch gesunden und depressiven Menschen Anwendung finden.

Das Grundprinzip des Person-zentrierten Ansatzes besteht aus der Einzigartigkeit eines jeden Menschen. Die Kitwood-Blume, welche die Grundbedürfnisse Demenzkranker darstellt, kann auch auf Menschen mit Depressionen übertragen werden.

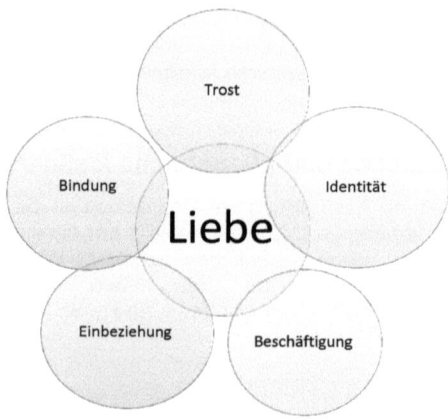

Bild 4 Blume Psychische Grundbedürfnisse nach Tom Kitwood

- Liebe: Der depressive Mensch liebt sich nicht mehr. Wenn er Liebe und Zuwendung von außen erfährt, kann er sich selbst wieder akzeptieren und lieben. Pflegende müssen die Balance finden zwischen Nähe und Distanz. Zuviel Nähe, kann die depressiven Symptome verschlechtern, ebenso ein Zuviel an Distanz.

- Trost: Der depressive Mensch empfindet seine Situation als sehr belastend. Pflegende sollen der erkrankten Person beistehen und durch die depressive Episode begleiten. Wichtig ist es auch dem Erkrankten zu vermitteln, dass es sich nur um eine Phase handelt, die wieder vorbei geht. Der Erkrankte muss diese nicht alleine durchstehen.

- Identität: Der depressive Mensch ist erfüllt von Selbstzweifel und Selbstvorwürfen.

- Beschäftigung: Depressiv Erkrankte grübeln viel. Ihre Gedanken kreisen, meist um Schuldgefühle und das eigene Unvermögen. Eine sinnvolle Beschäftigung lenkt ab und gibt neues Selbstvertrauen.

- Einbeziehung: Depressive Menschen ziehen sich oft zurück. Ohne Zwang sollen Pflegende versuchen, den Erkrankten in Gruppen oder alltägliche Aufgaben mit einzubinden.

- Bindung: Jeder Mensch braucht andere Menschen, so auch depressiv Erkrankte. Feste Bezugspersonen geben dem Erkrankten Sicherheit.

*Anmerkung der Redaktion: Diese Abbildung wurde aus redaktionellen Gründen entfernt.*

**Validation bei Depression:** „Reiß dich doch mal zusammen"; „Anderen geht es viel schlechter als Dir"; „Steh auf und geh mal raus"; „Freu dich doch mal" - sind Aussagen, die ein gesunder Mensch, der nicht nachvollziehen kann, warum jemand niedergedrückt ist, dem Erkrankten an den Kopf werfen möchte. Es mag eine gute Absicht dahinter stecken und doch führt sie eher zum Gegenteil. Der Erkrankte zieht sich weiter zurück und die Depression und die Schuldgefühle gegen sich selbst verstärken sich.

Validation nach Naomi Feil ist ein Pflegemodell, welches entwickelt wurde für den Umgang mit Menschen mit Demenz.

Die Gefühle des Menschen mit Depression sind echt und sollten auch als solche angesehen werden. Wendet man die Techniken der Validation im Umgang mit Menschen mit Depressionen an, erfahren diese Wertschätzung. Besonders depressiv Erkrankte, können damit beginnen sich selbst wieder wertzuschätzen.

**Milieugestaltung:** ist ein wichtiger Aspekt um das Wohlbefinden zu fördern. Die soziale und räumliche Gestaltung hat erheblichen Einfluss auf das Gemüt. Der depressiv Erkrankte soll möglichst mitentscheiden können wie das Wohnumfeld eingerichtet wird. Biographische Faktoren spielen eine große Rolle. Es sollte die Möglichkeit bestehen, eigene Möbelstücke mitzubringen. Tiere haben auch einen großen Einfluss auf das Gemüt, da diese dem Menschen unvoreingenommen und echt begegnen

**Ernährung:** Da durch Mangelernährung Depressionen begünstigt werden können, ist es sinnvoll sich ausgewogen zu ernähren. Durch eine Appetitlosigkeit während der depressiven Phase nehmen die Erkrankten auch weniger Vitamine und Mineralstoffe zu sich.

Wichtige Lieferanten für Vitamine und Mineralstoffe werden in der nachfolgenden Liste aufgezeigt.

- B-Vitamine: Vollkornprodukte, Kartoffeln, Nüsse, Avocado, Hülsenfrüchte, Grünes Blattgemüse, Bananen, Fisch, Fleisch (insbesondere Innereien, Milchprodukte, Eier, Bierhefe, Saaten

- Jod: Fisch, Fleisch (insbesondere Innereien) Milchprodukte

- Magnesium: Weizenkeime, Mandeln, Bananen, Zartbitterschokolade, Sonnenblumenkerne

- Niacin: Vollkornprodukte, Nüsse, Fisch, Fleisch (insbesondere Innereien)

- Pantothensäure: Nüsse, Hülsenfrüchte, Fisch, Fleisch, Milchprodukte, Eier, Pilze

- Zink: Vollkornprodukte, Nüsse, Hülsenfrüchte, Kürbiskerne

Pflegende achten darauf, dass der Erkrankte sich ausgewogen ernährt. Dies sollte aber unbedingt ohne Zwang geschehen, da sich der Erkrankte sonst weiter zurückzieht und die Mahlzeiten ablehnt. Lieblingsspeisen sollten bevorzugt angeboten und der Essbereich appetitanregend gestaltet werden. Sollten die Vitamine und Mineralstoffe nicht über die Ernährung aufgenommen werden können, sind auch Nahrungsergänzungsmittel ein Mittel der Wahl. Der Erkrankte wird motiviert die Nahrung selbst zuzubereiten, das Brot selbst zu streichen und belegen, dies stärkt zudem das Selbstwertgefühl.

**Sport / Bewegung:** Depressionen führen zu Rückzug und durch die dadurch entstehende Bewegungsarmut kann Muskulatur schwinden und eine gebeugte Körperhaltung fixiert werden. Eine erhöhte Sturzneigung und Einschränkung von Atmung, Herz-Kreislauf und Stoffwechsel sind die Folge. Bewegungsübungen können mit Seniorengymnastik, Spaziergängen und Gruppenangeboten die Körperhaltung, Beweglichkeit und Geschicklichkeit fördern. Beim Hausarzt kann zusätzlich ein Rezept für Krankengymnastik angeregt werden.

Hierbei ist es wichtig, dass kein Leistungsdruck entsteht und eine freundliche und entspannte Atmosphäre herrscht.

**Aromapflege:** „Die Aromapflege meint die Orientierung an den individuellen Pflegeproblemen und Bedürfnissen der jeweiligen Person. Personzentrierte Aromapflege"[20]

Depressive Gemütszustände lassen sich sehr gut mit ätherischen Ölen beeinflussen. Diese geben ihre anregende oder entspannende Wirkung schnell an das Nervensystem weiter. Sinnvoll ist ein Einsatz von ätherischen Ölen im Rahmen der Grund und Körperpflege, bei der Basalen Stimulation, Wärmeangebote und Einreibungen um die Körperwahrnehmung zu verbessern. Ätherische Öle können beruhigen oder den Antrieb steigern. Es sollte beachtet werden, dass die Öle Person-zentriert eingesetzt werden. Jeder Mensch hat andere Vorlieben und so muss erst herausgefunden werden, welche Düfte der Erkrankte bevorzugt. Nachfolgend liste ich eine Auswahl an ätherischen Ölen auf, die für den Einsatz bei Menschen mit Depressionen gut geeignet sind.[21]

- Antidepressive Wirkung: Bergamotte, Geranie, Neroli, Ylang Ylang, Rose, Benzoe, Grapefruit, Lavendel, Patchouli, Rosenholz

- Anregende Wirkung: Basilikum, Bohnenkraut, Eisenkraut, Lavendel, Mandarine, Nelke

- Beruhigende Wirkung: Anis, Jasmin, Lavendel, Majoran

- Ausgleichende Wirkung: Lavendel, Melisse, Petitgrain, Rose, Vanille,

**Basale Stimulation**: ist als ein Konzept zur Wahrnehmungsförderung von geistig und körperlich behinderten Kindern entwickelt worden. Anwendung findet sie auch in der geriatrischen Pflege, bei pflegebedürftigen alten Menschen, deren Eigenaktivität, Wahrnehmung und Kommunikation beeinträchtigt ist. Dazu zählen Menschen mit Depressionen, Demenz und Apoplex. Die Basale Stimulation kann in die Körperpflege mit eingebaut werden. Die Berührungen beim Waschen, Einreiben und

---

[20] (Schofer 2017)
[21] (Meyer 2007)

---

Massieren schaffen Nähe und Geborgenheit. Alte Menschen die ihren Körper aufgrund der Depression ablehnen, erfahren wohlwollende und annehmende Reize.

**Achtsamkeit**: ist eine besondere Form der Aufmerksamkeit. Mit Übungen zur Achtsamkeit können depressiv Erkrankte sich bewusst machen welche Gefühle gerade vorherrschen, ohne diese zu bewerten. Achtsamkeitsübungen sollten in der symptomfreien Zeit durchgeführt werden und können vor Rückfällen schützen.[22] Der Erkrankte übt sich darin kreisende Gedanken wie Wolken ziehen zu lassen und sich so aus einer Gedankenspirale zu befreien.

Bei der Achtsamkeit, geht es primär nicht darum ein Leiden zu lindern, sondern sich mit einer Begebenheit zu arrangieren. Achtsamkeit ist eine Coping-Strategie, bei der man lernt Emotionen, die eine Depression begünstigen können, gleichmütig von außen zu betrachten.

**Systemischer Ansatz:**[23] Der systemische Ansatz oder die systemische Therapie versteht sich mehr als eine Philosophie oder Dienstleistung als eine Therapiemethode. In Deutschland ist sie seit Ende 2008 als wissenschaftliches Therapieverfahren anerkannt. Die Wirksamkeit wird in der Behandlung von Erwachsenen mit affektiven Störungen bestätigt. In der systemischen Therapie wird dem Hilfesuchenden geholfen die optimale Lösung für seine Probleme selber zu finden und sich selbst zu heilen. Dabei werden verschiedene Wege aufgezeigt durch die der Betroffene Experte seiner eigenen Probleme und Lösungen wird.

**Beziehung:** ist meiner Ansicht nach der stärkste Motor im Umgang mit Menschen. Alles ist von einer guten Beziehung von den Pflegenden zu den Pflegebedürftigen abhängig. Wenn die Beziehung stimmt, dann klappt es auch mit der Kommunikation. Pflegende sollten sich bewusst sein, wie sie durch Bewegung, Gestik, Mimik, Körperhaltung, Blicke und Stimmungslage auf den depressiv Erkrankten wirken und damit ihre Beziehung äußern.

**Spiritualität:** kann hilfreich sein eine depressive Phase zu überstehen. Hr. V. ein Bewohner unseres Wohnbereiches leidet seit seiner Jugend an einer bipolaren Störung. Nach einer depressiven Episode, befragte ich ihn, im Rahmen der Facharbeit, was ihm helfe die depressiven Phasen zu überwinden. Er antwortete mir, dass er wisse, dass er manisch depressiv sei. Er bete zu Gott und das helfe ihm.

## 2.3.4 Stationäre Einweisung

Bei sehr schwer verlaufenden Depressionen kann es nötig sein, den Erkrankten in eine psychiatrische Klinik einweisen zu lassen. Insbesondere dann, wenn Antidepressiva nicht greifen, die zusätzlichen therapeutischen und pflegerischen Maßnahmen keine Wirkung zeigen oder Suizidgefahr besteht.

**Schlafentzug:** Der therapeutische Schlafentzug wird unterstützend zu medikamentösen und psychotherapeutischen Behandlung im Rahmen einer

---

[22] (Schuhmacher 2015)
[23] (Johannsen und Fischer-Johannsen 2007)

---

stationären Behandlung eingesetzt. Erkrankte die unter einem ausgeprägten Morgentief leiden profitieren von dieser Methode.

Dabei bleiben die Erkrankten zwei bis dreimal die Woche eine Nacht oder die zweite Nachthälfte wach und beschäftigen sich sinnvoll. Bei etwa 60% der Betroffenen kommt es meist in den frühen Morgenstunden zu einer Besserung des Antriebs und der Stimmung.

Elektrokrampftherapie: Die EKT wird überwiegend bei Betroffenen mit schweren oder chronischen Depressionen eingesetzt, sofern medikamentöse und psychotherapeutische Maßnahmen keinen Erfolg haben. Bei der EKT geht ein elektrischer Reiz für zwanzig bis dreißig Sekunden durch das Gehirn. Der Patient steht dabei unter Vollnarkose. Bei dieser Behandlung wird unter Gabe von Muskelrelaxantien ein Krampfanfall ausgelöst. Innerhalb von drei Wochen werden 12 Behandlungen durchgeführt. Bei einer großen Zahl der Betroffenen kann eine Besserung der Depression erreicht werden.

Als Nebenwirkungen und Risiken sind bekannt, unter anderem das Narkoserisiko und vorübergehende Gedächtnisstörungen. Eine EKT während einer Kurznarkose ist für viele Erkrankte weniger belastend als eine schwere und langanhaltende Depression.


## 2.3.5 Suizid

Menschen mit Depressionen im Alter vollenden häufiger einen Suizid als junge Depressive. Männer sind mehr gefährdet als Frauen.

Ein erhöhtes Risiko liegt vor, wenn religiöse und familiäre Bindung fehlen, Schuldgefühle den depressiv Erkrankten plagen, am Anfang oder Ende einer schweren depressiven Phase, nach Ansetzen von Antidepressiva, wenn die antriebssteigernde Wirkung eingesetzt hat, aber die antidepressive Wirkung noch nicht. Wenn Suizidabsichten nur gegenüber Dritten geäußert werden und Vorbereitungen getroffen werden, sollten die Pflegenden besonders aufmerksam sein. Indirekte Äußerungen zum Tod sind versteckte Suizidhinweise.

Die Beziehung zum Erkrankten ist die wichtigste Suizidprävention. Um die Suizidgefährdung zu erkennen, gilt es auf die Zeichen zu achten und die Person nach Suizidgedanken oder früheren Suizidversuchen zu befragen. Alle an der Begleitung und Behandlung des Menschen mit Depression müssen über die Suizidgefahr informiert sein.

Einen Suizid zu verhindern, ist die wichtigste Aufgabe in der Begleitung von depressiv Erkrankten.

Es kann helfen, offen darüber zu sprechen, die vorherrschenden Gefühle bewusst zu machen und auszusprechen. Es gilt den kränkenden Anlass zu klären und zusammen Lösungen zu finden. Die Pflegende erstellt zusammen mit der gefährdeten Person einen Hilfeplan, fasst kurzfristige Ziele und schließt Verträge, die beide Parteien bereit sind einzuhalten.

Der Erkrankte sollte die Möglichkeit bekommen offen über seine Suizidgedanken zu sprechen. Seelsorge kann angeboten werden.

Über eine Klinikeinweisung sollte nachgedacht werden, falls bereits ein Suizidversuch vorliegt oder der Erkrankte einen erweiterten Suizid in Betracht zieht oder gar nicht spricht und sich zurückzieht. Manchmal kann es einfach reichen, den Betroffenen aus dem Krisenfeld herauszunehmen.

Der alte Mensch mit Depressionen würde nicht Hand an sich legen, wenn er nicht depressiv wäre.


## 2.3.6 Depressionsprävention

Pflegende können dem alten Menschen helfen, sich täglich ausreichend zu bewegen und zu entspannen, Aufgaben in der Gemeinschaft und Verantwortung für andere zu übernehmen. Erfahrungen weiterzugeben, geistig aktiv zu bleiben, den Tag zu strukturieren. Damit das Selbstwertgefühl zu steigern und zu erhalten. Bewältigungsstrategien zu erlernen um mit Ängsten und Verlusten umzugehen. Pflegende unterstützen bei der Kontaktaufnahme und Kontakterhaltung. Nicht die Menge an Kontakten ist ausschlaggebend, sondern die Qualität der Kontakte ist entscheidend. Das Wohnumfeld sollte freundlich und den eigenen Wünschen entsprechend gestaltet werden. Sinnvolle Beschäftigung sowie eine ausgewogene Ernährung sollte angeboten werden. Die Selbständigkeit und Kreativität der Älteren sollte erhalten und gefördert werden.


## 3   Rolle der gerontopsychiatrischen Fachkraft

Die Gerontopsychiatrische Fachkraft (GpFk) kennt gerontopsychiatrische Erkrankungen und die körperlichen und psychischen Grundbedürfnisse von gerontopsychiatrisch veränderten Menschen. Sie können sich einfühlen und den Kranken in seiner Gesamtheit sehen, samt seiner Restfähigkeiten. Sie können wahrnehmen welchen Einfluss und Wirkung die Beziehung auf die psychische Gesundheit und Krankheit hat. Sie beziehen Kollegen, Angehörige und Mitbewohner mit ein. Leiten diese im Umgang mit gerontopsychiatrisch veränderten Menschen an. Sie treten für den Erkrankten ein und fordern seine Rechte ein gegenüber Dritten.

Die Pflege von gerontopsychiatrisch veränderten Menschen kann sehr anstrengend und aufreibend sein. Sie kennen Methoden zur Stressbewältigung und Techniken zur Selbstpflege und wenden diese an.


## 4   Schlusswort

Die Begleitung von Menschen mit Depressionen ist anders als ich anfangs erwartet habe, ein sehr umfangreiches Thema. So musste ich mich auf wesentliche Inhalte beschränken. Gerne hätte ich noch Themenfelder näher beleuchtet. Aufgrund meiner Themenwahl und der Recherche in zahlreichen Fachbüchern bekam ich einen guten

Einblick in das Thema. Ich verstehe die Erkrankung und die Erkrankten besser und kann besser in die Gefühlswelt des Betroffenen einfühlen. Eine gute Beziehung, geprägt von Vertrauen und Offenheit ist mit das Wichtigste in der Pflege und Begleitung von Menschen.

Wenn die Beziehung stimmt, dann klappt es auch mit der Kommunikation.

Durch meine Anregung bemühte sich unsere Pflegedienstleitung um eine psychiatrische Fachärztin aus Weinsberg, die ab April unsere gerontopsychiatrisch veränderten Heimbewohner betreuen möchte. Ich als angehende GpfK werde die Visiten überwiegend begleiten.

# Quellen- und Literaturverzeichnis

*aerzteblatt.de.* 23. 02 2017. https://www.aerzteblatt.de/nachrichten/73297/WHO-Millionen-leiden-an-Depressionen (Zugriff am 04. 01 2018).

*Badische Zeitung: Wie lässt es sich im Alter glücklich leben.* 16. 01 2012. http://www.badische-zeitung.de/gesundheit-ernaehrung/wie-laesst-es-sich-im-alter-gluecklich-leben--54759166.html (Zugriff am 04. 11 2017).

„Depression erkennen und behandeln." *Depression erkennen und behandeln - Informationsbroschüre für Patienten und Angehörige.* Bonn: Bundesverband für Gesundheitsinformation und Verbraucherschutz - Info Gesundheit e.V., 2015.

*destatis.* 01. 01 2015. https://www.destatis.de/Europa/DE/_Grafik/AeltereMenschen.png?__blob=normal (Zugriff am 22. 12 2017).

*Deutsche Depressionshilfe.* kein Datum. https://www.deutsche-depressionshilfe.de/depression-infos-und-hilfe/depression-in-verschiedenen-facetten/depression-im-alter (Zugriff am 22. 12 2017).

„DocCheck." *DocCheck.* 10. 03 2014. http://www.doccheck.com/de/document/4660-geriatrische-depressionsskala-gds (Zugriff am 25. 12 2017).

Dogs, Dr. med. Christian Peter, und Nina Poelchau. *Gefühle sind keine Krankheit.* Berlin: Ullstein Buchverlage GmbH, 2017.

Dürr, Dr. Barbara. Stuttgart, 5. 09 2017.

Faust, Prof. Dr. med. Volker. „Depression und körperliche Krankheit." *Psychosoziale Gesundheit.* 10. 11 2016. http://www.psychosoziale-gesundheit.net/pdf/Int.1-Depression_und_koerperliche_Krankheit.pdf (Zugriff am 28. 12 2017).

—. „Depressionen im höheren Lebensalter." *http://www.psychosoziale-gesundheit.net.* 18. 04 2016. http://www.psychosoziale-gesundheit.net/pdf/Int.1-Depressionen_im_hoeheren_Lebensalter.pdf (Zugriff am 25. 12 2017).

Gooßes, Thordis. „"Depression endlich ernster nehmen"." *Altenpflege*, 06 2016: 42-44.

Grond, Erich. *Die Pflege und Begleitung depressiver alter Menschen.* Hannover: Schlütersche, 1993.

—. *Kompendium der Alters-Psychiatrie und -Neurologie für Altenpfleger/innen.* Hagen: Brigitte Kunz Verlag, 1995.

Großmann, Alexandra. *DocCheck News.* 19. 12 2017. http://news.doccheck.com/de/194698/die-suizid-luecke/ (Zugriff am 19. 12 2017).

Gunst, Stephan. *Pflege Konkret Neurologie Psychiatrie.* Herausgeber: Anja Schramm. München Jena: Urban & Fischer, 2003.

Hausschild, Jana. *Der Tagesspiegel.* 21. 01 2014. https://www.tagesspiegel.de/wissen/100-000-altenheimbewohner-leiden-an-depression-hilfsbeduerftig-aber-nicht-hoffnungslos/9359808.html (Zugriff am 20. 02 2018).

Hautzinger, Martin. *Depression im Alter.* Weinheim, Basel: Beltz Verlag, 2016.

Janning, Martina. *Apotheken Umschau.* 29. 12 2016. https://www.apotheken-umschau.de/Lichttherapie-bei-Depressionen?showPollResult=1685#poll1685 (Zugriff am 21. 02 2018).

Johannsen, Johannes, und Josy Fischer-Johannsen. „Depression im Altenheim - eine systemische Sichtweise." *Psychosozial-Verlag.* 11 2007. https://www.psychosozial-verlag.de/20140 (Zugriff am 11. 12 2017).

Meermann, R., und W. Vandereycken. *Verhaltenstherapeutische Psychosomatik in Klinik und Praxis.* Stuttgart: Schattauer, 1991.

Meyer, Axel. *Lexikon der Düfte.* Aachen: TAOASIS Verlag, 2007.

Perrar, Klaus Maria, Erika Sirsch, und Andreas Kutschke. „Gerontopsychiatrie für Pflegeberufe." 12-13;129-130;146-158. Stuttgart: Georg Thieme Verlag, 2011.

Peters, Meinolf. „Psychodynamische Psychotherapie im höheren Lebensalter." *Psychotherapie*, 2009: 267-274.

Salomon, Dieter. *Systemische Praxis Karlsruhe.* 04 2001. http://salo.de/files/PDF/Depression_aus_systemischer_Sicht.pdf (Zugriff am 21. 01 2018).

Schofer, Jutta. Stuttgart, 8. 11 2017.

Schuhmacher, Andrea. *Apotheken-Umschau.* 17. 07 2015. https://www.apotheken-umschau.de/Entspannung/Achtsamkeit-So-funktionieren-die-Uebungen-494995.html (Zugriff am 22. 02 2018).

*spiegel online: Depression im Alter - Oma braucht Hilfe.* 19. 05 2015. http://www.spiegel.de/gesundheit/psychologie/depression-im-alter-oma-braucht-hilfe-a-1034499.html (Zugriff am 04. 11 2017).

*statista.* 2017. https://de.statista.com/statistik/daten/studie/273406/umfrage/entwicklung-der-lebenserwartung-bei-geburt--in-deutschland-nach-geschlecht/ (Zugriff am 28. 12 2017).

Techniker Krankenkasse, Hrsg. „Depression." *Depression - Wissenswertes für Patienten und Angehörige.* Hamburg, 2014.

*Weltgesundheitsorganistation.* 10 2012. http://www.euro.who.int/de/health-topics/noncommunicable-diseases/mental-health/news/news/2012/10/depression-in-europe/depression-definition (Zugriff am 25. 12 2017).

Winkler, Werner. *Das kleine 1x1 der Mineralstoffe und Vitamine.* Fellbach: Werner Winkler Verlag, 2000.

Wittchen, Hans-Ulrich, Frank Jakobi, Michael Klose, und Livia Ryl. „Gesundheitsmonitoring: Robert Koch Institut." *Robert Koch Institut.* 09 2010. https://www.rki.de/DE/Content/Gesundheitsmonitoring/Gesundheitsberichterstattung/GBE DownloadsT/depression.html?nn=2370692 (Zugriff am 28. 12 2017).

# Abbildungs- und Tabellen Verzeichnis

# Anlage Verzeichnis

# Inventar depressiver Symptome

Bitte kreuzen Sie zu jeder der folgenden (Symptom-)Fragen jeweils nur eine Antwort an, die den Patienten für die zurückliegende Woche am besten beschreibt.

Zur Auswertung addieren Sie die ermittelten Punkte

0 - 13 Punkte = nicht depressiv; 14 – 25 Punkte = leichtgradige Depression; 26 – 38 Punkte = mittelgradige Depression; 39 – 48 Punkte = schwere Depression; Ab 49 Punkten besonders schwere Depression

### 1. Einschlafschwierigkeiten

| 0 | Patient braucht nie länger als 30 min zum einschlafen |
|---|---|
| 1 | Patient brauchte an weniger als der Hälfte der Woche mindestens 30 Minuten, um einzuschlafen |
| 2 | Patient brauchte an mehr als der Hälfte der Woche mindestens 30 Minuten um einzuschlafen |
| 3 | Patient brauchte mehr als die Hälfte der Woche über eine Stunde, um einzuschlafen |

### 2. Nächtliches Erwachen

| 0 | Patient erwachte während der Nacht nicht |
|---|---|
| 1 | Patient berichtet von ruhelosem, leichtem Schlaf mit einigen Malen Erwachen |
| 2 | Patient wurde zumindest einmal jede Nacht wach, doch er schlief leicht wieder ein |
| 3 | Patient wurde mehr als einmal pro Nacht, während mehr als der Hälfte der Woche wach und es dauerte mindestens 20 Minuten, um wieder einzuschlafen |

### 3. Früherwachen

| 0 | Patient wurde während weniger als der Hälfte der Woche eine halbe Stunde oder weniger früher wach als notwendig |
|---|---|
| 1 | Patient wurde mehr als der Hälfte der Woche eine halbe Stunde oder mehr früher wach als notwendig |
| 2 | Patient wurde während mehr als der Hälfte der Woche ein Stunde zu früh wach |
| 3 | Patient wurde während mehr als der Hälfte der Woche zwei Stunden zu früh wach |

### 4. Hypersomnia

| 0 | Patient schlief nicht mehr als 8 Stunden |
|---|---|
| 1 | Patient schlief nicht mehr als 10 Stunden während 24 Stunden |
| 2 | Patient schlief nicht mehr als 12 Stunden während 24 Stunden |

| 3 | Patient schlief mehr als 12 Stunden während 24 Stunden |
|---|---|

5. Stimmung (Traurigkeit, Niedergeschlagenheit

| 0 | Patient war nicht traurig oder niedergeschlagen |
|---|---|
| 1 | Patient fühlte sich weniger als die Hälfte der Woche traurig oder niedergeschlagen |
| 2 | Patient fühlte sich mehr als die Hälfte der Woche traurig oder niedergeschlagen |
| 3 | Patient fühlte sich praktisch die gesamte Woche über sehr traurig oder niedergeschlagen |

6. Stimmung (Verunsicherung, Irritation

| 0 | Patient fühlte sich nicht verunsichert, irritiert |
|---|---|
| 1 | Patient fühlte sich verunsichert, irritiert, doch weniger als die Hälfte der Woche |
| 2 | Patient fühlte sich mehr als die Hälfte der Woche verunsichert, irritiert |
| 3 | Patient fühlte sich praktisch die ganze Woche verunsichert, irritiert |

7. Stimmung (Angst, Verspannung)

| 0 | Patient war nicht ängstlich oder verspannt |
|---|---|
| 1 | Patient war weniger als die Hälfte der Woche ängstlich oder verspannt |
| 2 | Patient war mehr als die Hälfte der Woche ängstlich oder verspannt |
| 3 | Patient war praktisch die ganze Woche ängstlich oder verspannt |

8. Reaktivität der Stimmung

| 0 | Nach positivem Ereignis verbesserte sich die Stimmung des Patienten bis hin zu Normalbefinden und hielt mehrere Stunden an |
|---|---|
| 1 | Nach positivem Ereignis hellte sich die Stimmung des Patienten zwar auf, doch Normalbefinden wurde nicht erreicht |
| 2 | Patient zeigte nur geringe Stimmungsaufhellung nach Eintritt eines sehr erwünschten, seltenen Ereignisses |
| 3 | Patient zeigte keine Stimmungsaufhellung, selbst dann nicht, wenn sehr positive oder sehr erwünschte, herbeigesehnte Ereignisse eintraten |

9. Stimmungsvariabilität

| 0 | Bei Patient war kein offensichtlicher Zusammenhang zwischen Stimmungsveränderung und Tageszeit festzustellen |
|---|---|
| 1 | Stimmung des Patientenerschien oft abhängig von Dingen und Umständen, die sich zu bestimmten Tageszeiten ereigneten |
| 2 | Während der meisten Zeit der Woche schien die Stimmung des Patienten |

| | mehr von der Tageszeit als von Ereignissen abhängig |
|---|---|
| 3 | Stimmung des Patienten war eindeutig vorhersagbar, indem zu einer bestimmten Tageszeit die Stimmung besser bzw. schlechter war. Stimmung üblicherweise schlechter:<br>O morgens O nachmittags O abends |

10. Qualität der Stimmung

| 0 | Stimmung und Gefühle des Patienten waren ungestört bzw. entsprachen echter Traurigkeit |
|---|---|
| 1 | Stimmung des Patienten war meist wie Trauer, obgleich nicht immer vermittel- und erklärbar, mit mehr Angst verbunden oder sehr viel intensiver |
| 2 | Stimmung des Patienten war weniger als die Hälfte der Woche qualitativ deutlich verändert und von dem Gefühl der Trauer verschieden und daher anderen schwer zu erklären |
| 3 | Stimmung des Patienten war praktisch die ganze Woche qualitativ verändert (im Vergleich zur Traurigkeit) |

Nur 11 oder 12 beantworten

11. Appetit (Reduktion)

| 0 | Patient zeigte keine Veränderung des gewöhnlichen Appetit- und Hungergefühls |
|---|---|
| 1 | Patient aß weniger als gewöhnlich (Frequenz und/oder Menge) |
| 2 | Patient aß deutlich weniger als gewöhnlich und nur unter großen Anstrengung (sich überwinden) |
| 3 | Patient aß selten während 24 Stunden und nur mit großer Anstrengung oder mit Aufforderung/Kontrolle durch andere |

12. Appetit (Steigerung)

| 0 | Patient zeigte keine Veränderung des gewöhnlichen Appetit und Hungergefühls |
|---|---|
| 1 | Patient verspürte häufig während der Woche eine Steigerung des Appetitgefühls |
| 2 | Patient aß regelmäßig mehr als gewöhnlich (Frequenz und /oder Menge) |
| 3 | Patient verspürte deutliche Steigerung des Appetits, verbunden mit dem Drang zum Überessen und/oder zu Zwischenmahlzeiten |

Nur 13 oder 14 beantworten

13. Gewichtsabnahme (während der letzten 2 Wochen)

| 0 | Patient zeigt keine Gewichtsveränderungen |
|---|---|
| 1 | Patient empfindet Gewichtsreduktion |

| 2 | Patient verlor 2 oder mehr Pfund |
|---|---|
| 3 | Patient verlor 5 oder mehr Pfund |

## 14. Gewichtszunahme (während der letzten 2 Wochen)

| 0 | Patient zeigte keine Gewichtsveränderung |
|---|---|
| 1 | Patient empfindet geringe Gewichtszunahme |
| 2 | Patient nahm 2 oder mehr Pfund zu |
| 3 | Patient nahm 5 oder mehr Pfund zu. |

## 15. Konzentration, Entscheidungsvermögen

| 0 | Patient zeigte keine Veränderung im Konzentrations- und Entscheidungsvermögen |
|---|---|
| 1 | Patient fühlte sich gelegentlich unentschlossen und unaufmerksam |
| 2 | Patient hatte die meiste Zeit Schwierigkeiten, sich zu konzentrieren oder sich zu entscheiden |
| 3 | Patient konnte sich selbst auf Kleinigkeiten wie Lesen nicht konzentrieren oder Entscheidungen selbst bei Kleinigkeiten nicht treffen, war entscheidungsunfähig |

## 16. Selbstbewertung

| 0 | Patient sah sich ebenso wertvoll und verdienstwürdig wie andere Menschen |
|---|---|
| 1 | Patient war mehr selbstanklagend als üblich |
| 2 | Patient glaubte, dass er/sie für andere nur eine Last sei und Probleme verursache |
| 3 | Patient grübelte über viele größere und kleinere Fehler nach, die er/sie alle in seiner Person begründet sah |

## 17. Sicht der Zukunft

| 0 | Patient sah die Zukunft mit normalem Optimismus |
|---|---|
| 1 | Patient hatte gelegentlich pessimistische Phasen, die jedoch durch andere Personen oder Ereignisse überwunden werden konnten |
| 2 | Patient war meist sehr pessimistisch in Bezug auf seine nächste Zukunft |
| 3 | Patient sah zu keiner Zeit Hoffnung für sich und seine Lage in der Zukunft |

## 18. Suizidvorstellungen

| 0 | Patient hatte keinerlei Gedanken an Selbstmord oder Tod |
|---|---|
| 1 | Patient empfand das Leben leer oder nicht lebenswert |
| 3 | Patient, dachte mehrfach während der Woche an Selbstmord oder den Tod |
| 3 | Patient dachte wiederholt und ernsthaft an Selbstmord oder Tod, machte spezifische Pläne oder versuchte Selbstmord zu begehen |

## 19. Interesse/ Beteiligung am Leben

| 0 | Patient zeigte keine Veränderung des gewöhnlichen Interesses an anderen Menschen und Aktivitäten |
|---|---|
| 1 | Patient bemerkte eine Verminderung des früheren Interesses an Dingen und Aktivitäten |
| 2 | Bei dem Patienten waren noch ein der zwei frühere Interessen erhalten |
| 3 | Patient zeigte kein Interesse mehr an geliebten Dingen und früheren Aktivitäten |

## 20. Energielosigkeit

| 0 | Patient war voll unveränderter, gewohnter Energie |
|---|---|
| 1 | Patient ermüdete leichter als gewöhnlich |
| 2 | Patient musste sich sehr anstrengen, um alltägliche Dinge zu schaffen oder durchzuhalten |
| 3 | Patient war aufgrund von Energielosigkeit nicht in der Lage, Alltägliche Dinge zu schaffen |

## 21. Vergnügen, Lustempfinden (außer sexuelle Aktivitäten)

| 0 | Patient beteiligte und vergnügte sich in gewohnter Weise an angenehmen Aktivitäten oder Ereignissen |
|---|---|
| 1 | Patient zog weniger Vergnügen aus angenehmen Aktivitäten und Ereignissen |
| 2 | Patient zog ganz selten Vergnügen/Lust aus irgendwelchen Aktivitäten oder Ereignissen |
| 3 | Patient war unfähig, jegliche Art von Vergnügen/Lust aus irgendwelchen Aktivitäten oder Ereignissen zu ziehen |

## 22. Sexuelles Interesse

| 0 | Patient berichtet von unverändertem Interesse an oder Vergnügen durch sexuelle Aktivitäten |
|---|---|
| 1 | Patient berichtet von leicht verändertem Interesse an oder Vergnügen durch sexuelle Aktivitäten |
| 2 | Patient berichtete von deutlich verringertem Interesse oder reduziertem Vergnügen an sexuellen Aktivitäten |
| 3 | Patient berichtet vom Fehlen jeglichen Interesses an oder Vergnügen durch sexuelle Aktivitäten |

## 23. Psychomotorische Verlangsamung

| 0 | Patient zeigte normale Geschwindigkeit im Denken, Sprechen und Gestik/Mimik |
|---|---|
| 1 | Patient bemerkte verlangsamtes Denken und die Stimmmodulation ist |

| | eingeschränkt |
|---|---|
| 2 | Patient berichtet von verlangsamtem Denken und es dauerte einige Sekunden, bis der Patient auf Fragen reagierte |
| 3 | Patient reagierte auf Fragen ohne ausdrückliches Daraufbestehen meist nicht |

## 24. Psychomotorische Agitiertheit

| 0 | Patient zeigte keine Steigerung der Geschwindigkeit oder Disorganisation in Denken oder Gestik/ Mimik |
|---|---|
| 1 | Patient war unruhig, rutschte oft hin und her, rieb seine Hände aneinander, war zappelig o.ä. |
| 2 | Patient beschrieb Impulse, sich (ziellos) bewegen zu müssen, oder zeigte motorische Ruhelosigkeit |
| 3 | Patient konnte nicht stillsitzen, musste sich trotz Aufforderung dazu, es nicht zu tun, hin- und her bewegen |

## 25. Somatische Klagen

| 0 | Patient klagte nicht über Schmerzen oder Beschwerden |
|---|---|
| 1 | Patient klagte über Kopf-, Bauch-, Rücken-, oder Gliederschmerzen, jedoch behinderten ihn/sie diese Beschwerden nicht |
| 2 | Die genannten Beschwerden waren mäßig stark und während mehr als der Hälfte der Woche vorhanden |
| 3 | Die genannten Beschwerden waren so stark, dass der Patient funktionell behindert war. |

## 26. Sympathotone Erregung

| 0 | Patient zeigte keine Anzeichen von Herzrasen, Schwitzen, Tremor, verschwommenes Sehen, Hitze-/ Kälteschauer, Ohrengeräusche/ -sausen, Brustschmerzen, Atemnot/ Kurzatmigkeit |
|---|---|
| 1 | Die genannten Symptome waren nur kurz und zeitweilig vorhanden |
| 2 | Die genannten Symptome waren bei dem Patienten mäßig stark und während mehr als der Hälfte der Woche vorhanden |
| 3 | Die genannten Symptome waren so stark, dass der Patient funktional behindert war |

## 27. Panik/ Phobische Zustände

| 0 | Patient zeigte keine Anzeichen von Panik oder von phobischen Symptomen |
|---|---|
| 1 | Patient zeigte leichte Anzeichen von Panik oder von phobischer Symptomatik, das jedoch den Patienten nicht weiter behinderte oder sein Verhalten beeinflusste |
| 2 | Patient zeigte deutliche Panik oder phobische Symptomatik, die das Patientenverhalten beeinflusste ohne gleichzeitig zu behindern |

| 3 | Patient erlebte mindestens einmal in der Woche lähmende Panikanfälle oder phobische Symptome, die den Patienten Vermeidungsverhalten zeigen ließen |

## 28. Verdauungsbeschwerden

| 0 | Patient hatte normale Verdauung, keine Veränderung oder Beschwerden |
|---|---|
| 1 | Patient hatte gelegentlich Verstopfung und/oder Durchfall von leichtem Ausmaß |
| 2 | Patient litt die meiste Zeit unter Verstopfung und/oder Durchfall, das jedoch die Funktionsfähigkeiten des Patienten nicht beeinträchtigte |
| 3 | Patient litt wiederholt an Verstopfung und/ oder Durchfall. Dies erforderte Behandlung oder bewirkte Funktionsbeeinträchtigung des Patienten |

# Geriatrische Depressionsskala (GDS)

Name des Patienten:

Untersucher:

| | Ja | Nein |
|---|:---:|:---:|
| 1. Sind Sie grundsätzlich mit Ihrem Leben zufrieden? | O | □ |
| 2. Haben Sie viele von Ihren Tätigkeiten und Interessen aufgegeben? | □ | O |
| 3. Haben Sie das Gefühl, Ihr Leben sei leer? | □ | O |
| 4. Ist Ihnen oft langweilig? | □ | O |
| 5. Sind Sie meistens guter Laune? | O | □ |
| 6. Befürchten Sie, dass Ihnen etwas Schlechtes zustoßen wird? | □ | O |
| 7. Sind Sie meistens zufrieden? | O | □ |
| 8. Fühlen Sie sich oft hilflos? | □ | O |
| 9. Sind Sie lieber zu Hause, statt auszugehen und etwas zu unternehmen? | □ | O |
| 10. Glauben Sie, dass Sie mit dem Gedächtnis mehr Schwierigkeiten haben als andere Leute? | □ | O |
| 11. Finden Sie, es sei wunderbar, jetzt zu leben? | O | □ |
| 12. Fühlen Sie sich so, wie Sie jetzt sind eher wertlos? | □ | O |
| 13. Fühlen Sie sich energiegeladen? | O | □ |
| 14. Finden Sie, Ihre Lage sei hoffnungslos? | □ | O |
| 15. Glauben Sie, die meisten anderen Leute haben es besser als Sie? | □ | O |
| **Total GDS** | | |

Gezählt wird die Anzahl Kreuze in □. Das Maximum beträgt somit 15 Punkte. Von den Autoren wurden zur Bedeutung der Punktezahlen folgende Angaben gemacht:

0 - 5 Punkte:      normal

5 - 10 Punkte:      leichte bis mäßige Depression

11 - 15 Punkte:      schwere Depression

*Quelle: Yesavage JA, Brink TL, Rose TL, Lum O, Huang V, Adey M, Leirer O. Development and validation of a geriatric depression screening scale: a preliminary report. J of Psych Res 1983; 17: 37-49.*

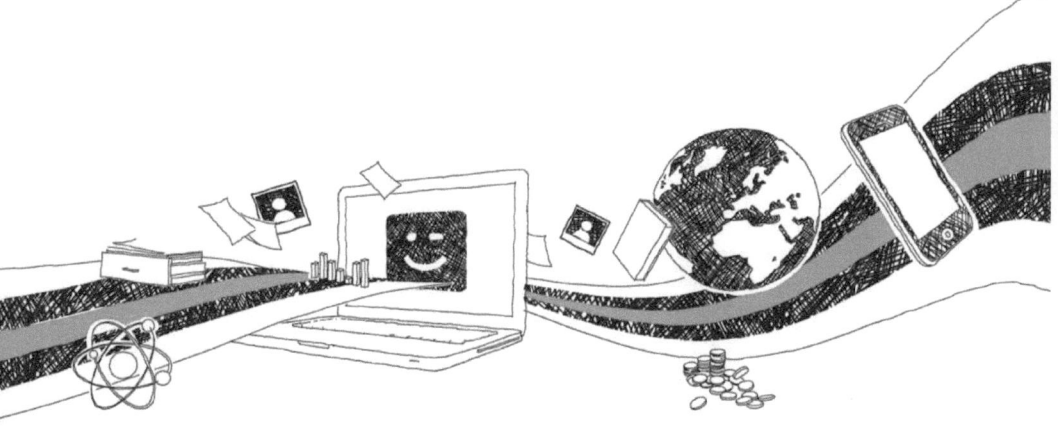
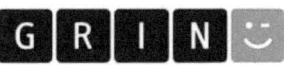